ÉTUDE SUR QUELQUES CAS

D'ATROPHIE MUSCULAIRE

GÉNÉRALISÉE

CONSÉCUTIVE A

DES TUMEURS MALIGNES

DE LA COLONNE VERTÉBRALE

PAR

Louis SÉNÉ

Docteur en médecine de la Faculté de Paris,
Ancien interne en médecine et en chirurgie des hôpitaux de Paris,
Ancien interne des hôpitaux Saint-Louis et des Enfants-Malades,
Médaille de bronze de l'Assistance publique,
Membre correspondant de la Société anatomique.

PARIS

ASSELIN ET HOUZEAU,

Libraires de la Société centrale de médecine vétérinaire,

PLACE DE L'ÉCOLE-DE-MÉDECINE

1884

ÉTUDE SUR QUELQUES CAS

D'ATROPHIE MUSCULAIRE GÉNÉRALISÉE

CONSÉCUTIVE A

DES TUMEURS MALIGNES

DE LA COLONNE VERTÉBRALE

D'ATROPHIE MUSCULAIRE

GÉNÉRALISÉE

CONSÉCUTIVE A

DES TUMEURS MALIGNES

DE LA COLONNE VERTÉBRALE

PAR

Louis SÉNÉ

Docteur en médecine de la Faculté de Paris,
Ancien interne en médecine et en chirurgie des hôpitaux de Paris,
Ancien interne des hôpitaux Saint-Louis et des Enfants-Malades,
Médaille de bronze de l'Assistance publique,
Membre correspondant de la Société anatomique.

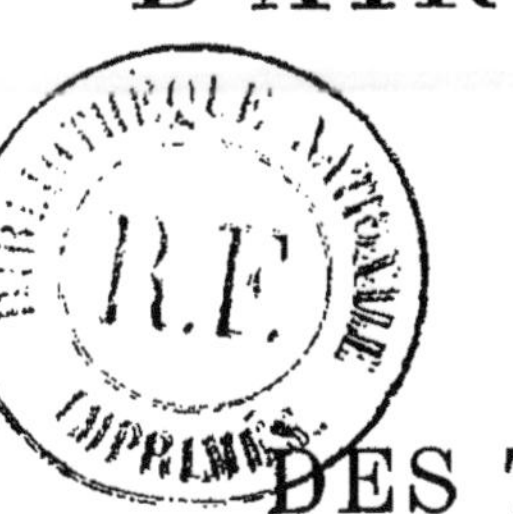

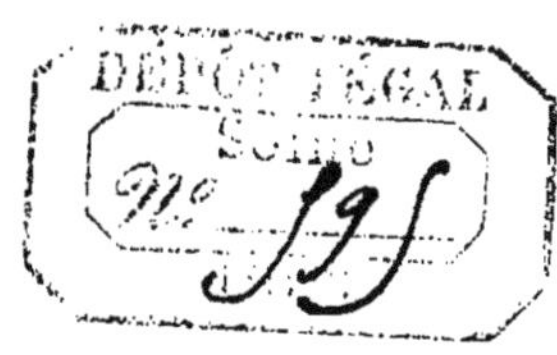

PARIS

ASSELIN et HOUZEAU,

Libraires de la Société centrale de médecine vétérinaire,

PLACE DE L'ÉCOLE-DE-MÉDECINE

—

1884

ÉTUDE SUR QUELQUES CAS

D'ATROPHIE MUSCULAIRE GÉNÉRALISÉE

CONSÉCUTIVE A

DES TUMEURS MALIGNES

DE LA COLONNE VERTÉBRALE

INTRODUCTION.

Les troubles trophiques consécutifs aux affections des nerfs sont aujourd'hui bien connus : il est certainement peu de sujets qui aient, depuis quelque trente ans, autant attiré l'attention. Nous n'avons qu'à rappeler le travail si connu de *Weir Mitchell* sur les « Lésions nerveuses et leurs conséquences », les travaux de l'école de la Salpêtrière, qu'a résumés très complètement M. *Mougeot* dans sa thèse inaugurale de 1867 ; les recherches de Brown-Séquard, Vulpian, Erb, etc., pour montrer quelle place importante ont faite à cette intéressante étude médecins et physiologistes.

Cependant, en approfondissant un peu plus la question, on ne tarde pas à se convaincre que, si les troubles trophiques cutanés ont été minutieusement décrits, il est loin d'en être de même pour certaines amyotrophies, du moins en ce qui regarde le médecin, car au point de vue physiologique depuis les travaux de Brown-Séquard, Erb, Vulpian, on aurait peine à glaner après de si consciencieux et si illustres observateurs.

Duchenne, de Boulogne, dans son Traité de l'électrisation localisée, trace de main de maître les atrophies musculaires consécutives aux lésions des nerfs, mais il a surtout eu en vue, comme Weir Mitchell et ceux qui l'ont suivi, les lésions traumatiques violentes : compression, contusion, section, etc. Quand on cherche des faits détaillés ayant trait aux amyotrophies par compression nerveuse lente, on est fort surpris de voir combien les thèses et les recueils sont muets ou pour le moins sobres de détails. La thèse de Tripier de 1866, sur le Cancer de la colonne vertébrale, fort complète à certains points de vue, ne parle qu'incidemment de l'atrophie muscu-laire, et encore s'agit-il toujours de lésions localisées, limitées le plus souvent à la colonne lombaire, n'ayant intéressé que les nerfs correspondants ou plus rarement le plexus sacré.

Ayant eu l'occasion d'observer deux cas d'atrophie musculaire généralisée consécutive à la compression de la plupart des nerfs rachidiens, produite par un sarcome cranio-vertébral, nous avons cru intéressant de recher-cher les faits semblables, de les grouper pour en faire le sujet de notre thèse inaugurale.

Nous ne traiterons dans ce travail que des atrophies musculaires produites par le développement de tumeurs malignes dans la colonne vertébrale : nous dirons quelques mots seulement des atrophies localisées, ayant surtout en vue la forme rare d'atrophie musculaire généralisée dont nous rapportons trois observations détaillées.

Dans un premier chapitre, nous étudierons plus particulièrement l'amyotrophie, tout en rappelant brièvement les phénomènes d'ordre secondaire qui en ont précédé, accompagné ou suivi le développement et qui pourront, le cas échéant, permettre d'en soupçonner et d'en diagnostiquer la cause.

Nous parlerons ensuite des lésions que nous avons constatées du côté de la colonne vertébrale, des nerfs et des muscles; puis nous tâcherons d'expliquer, en nous appuyant surtout sur les travaux des physiologistes, comment on peut interpréter le développement de cette atrophie rapide.

Dans le dernier chapitre, nous chercherons à différencier d'avec la lésion que nous venons de décrire quelques affections de moelle, aujourd'hui bien connues : l'atrophie musculaire progressive, — la paralysie infantile, — la paralysie aiguë de l'adulte, — la myélite centrale, etc., et certaines affections du système nerveux périphérique beaucoup moins connues et encore mal classées : l'atrophie nerveuse du professeur Jaccoud et la névrite parenchymateuse spontanée (1).

Nous saisissons avec empressement l'occasion qui nous est offerte de témoigner notre vive gratitude et notre

(1) Alix Joffroy. Archives de physiologie de 1879, p. 172.

reconnaissance, pour les conseils qu'ils n'ont cessé de nous donner, à nos maîtres dans les hôpitaux : MM. Laboulbène, Besnier, Péan, Archambault, Lucas-Championnière, Desnos, Sevestre, Quinquaud, Troisier, Du Castel.

Que notre cher et bien-aimé maître M. le professeur Brouardel veuille bien recevoir ici l'hommage de notre reconnaissance pour l'extrême bienveillance qu'il nous a toujours témoignée et l'honneur qu'il nous a fait en acceptant la présidence de cette thèse.

SYMPTOMATOLOGIE

. Les tumeurs malignes de la colonne vertébrale sont secondaires ou primitives : les premières sont le plus souvent localisées, les secondes, d'ordinaire étendues à tout l'axe cranio-vertébral, sont plutôt des ostéo-sarcomes généralisés.

Quelle que soit la variété, il faut, pour qu'il survienne des troubles trophiques musculaires, que le néoplasme comprime, irrite les nerfs en un point quelconque de leur trajet, soit dans les trous de conjugaison, soit plus rarement au niveau des racines ou dans leur parcours extra-rachidien.

Ne retenons pour le moment que ce seul fait ; nous traiterons plus tard avec détails l'étude des lésions anatomo-pathologiques. Il est aisé, dès maintenant, de comprendre que l'atrophie musculaire pourra fréquemment faire défaut ; c'est même ce qui arrive souvent dans les cancers secondaires.

Dans le cancer secondaire, l'amyotrophie joue ordinairement un rôle peu important ; ce n'est qu'un épiphénomène, elle marche beaucoup plus lentement et peut, comme dans l'observation XII de la thèse de Tripier, s'accompagner de dégénérescences ascendantes de la moelle qui s'annoncent par de la contracture des muscles qu'on avait vus jusque là flasques et atrophiés.

La connaissance de ce phénomène permettra de ne pas rapporter cette variété de contracture à une lésion primitive de la moelle ou des méninges. Quant à la marche générale de l'atrophie, à la contractilité musculaire, à l'excitabilité électrique, ce que nous dirons à propos de l'atrophie généralisée pouvant également, dans une certaine mesure, s'appliquer à l'atrophie localisée, nous croyons préférable de réserver leur étude afin d'éviter les longueurs et les redites.

L'observation suivante peut donner une idée assez exacte de ce qu'est l'amyotrophie dans les tumeurs localisées.

OBSERVATION I.

Carcinome du sein ; carcinome secondaire des vertèbres lombaires. Compression et atrophie de quelques-uns des nerfs lombaires. Paraplégie douloureuse. Mort. Autopsie, par M. R. Lépine. *(Bulletins de la Société anat.*, année 1867, page 572.)

M..., âgée de 50 ans, entre le 25 juillet 1867 à l'infirmerie de la Salpêtrière (service de M. Charcot).

Son grand-père maternel est mort d'une affection cancéreuse du sein gauche. Elle s'est aperçue depuis un an du développement d'une tumeur au sein gauche. Cette tumeur a grossi assez rapidement. On n'a pas pratiqué d'opération. Depuis six mois, faiblesse et douleurs dans les membres inférieurs, d'abord dans la jambe droite.

Actuellement, les membres inférieurs sont amaigris ; la malade remue assez bien le membre inférieur gauche, sans grande douleur (flexion, extension et abduction).

Le membre inférieur droit ne peut être détaché du lit, plutôt à cause de la douleur produite par les mouvements qu'en raison d'une impuissance réelle. Les pincements, même légers, de la peau déterminent une vive douleur (hyperalgésie); hyperesthésie. Les douleurs spontanées siègent surtout sur le trajet du nerf crural, principalement à droite; sensation de froid dans le membre inférieur droit. Rien de particulier du côté de la vessie et du rectum.

Il existe des douleurs dans la région lombaire, mais pas de déformation.

On voit une ulcération au sein gauche, un cancer en cuirasse au sein droit; on constate de l'œdème au membre supérieur gauche.

28 octobre. L'ulcération du sein et le gonflement du membre supérieur gauche sont devenus plus considérables. Du côté des membres inférieurs, les douleurs spontanées ont cessé; la malade n'y ressent plus que des fourmillements; elle ne peut plus mouvoir spontanément le membre gauche. Les mouvements communiqués sont très douloureux. Les membres sont dans l'extension, et ils ne sont pas rigides. Hyperalgésie. De plus, il semble que la sensation douloureuse persiste un certain temps, alors que l'excitation est déjà éloignée.

Mort le 5 novembre 1867.

Autopsie. — Les lames postérieures et les apophyses épineuses des trois dernières lombaires sont transformées en un tissu lardacé, se laissant facilement diviser avec le scalpel et que l'on peut faire céder par une pression modérée. La hauteur de ces vertèbres est diminuée, surtout celle de la quatrième, dont le corps a environ 1 centimètre de hauteur; les trous de conjugaison correspondant à ces vertèbres paraissent légèrement rétrécis; en tout cas, il est certain que par la moindre pression, dans le décubitus dorsal par exemple, le diamètre de ces trous, vu l'extrême mollesse des os qui les circonscrivent, devait être singulièrement modifié. La moelle n'a subi aucune compression apparente; elle a son aspect normal. L'examen microscopique permet de constater qu'elle est parfaitement saine; pas de dégénération ascendante dans les cordons postérieurs.

Les racines antérieures et postérieures, dans leur trajet dans le canal rachidien, paraissent saines; les tubes semblent avoir leur diamètre normal; peut-être existe-t-il une augmentation de nombre des noyaux dans le tissu conjonctif de ces racines

Mais les deux dernières paires lombaires, aussitôt leur sortie du ganglion rachidien, présentent un volume un peu moindre que les premières paires lombaires, lesquelles répondent à des trous de conjugaison d'un diamètre normal. Sur des préparations par dilacération et sur des coupes perpendiculaires, on constate l'atrophie d'un bon nombre de tubes nerveux. Le névrilème et les gaines de Schwann présentent une multiplication évidente des noyaux; sur des coupes perpendiculaires notamment, on peut constater que des faisceaux tout entiers de tubes sont privés de leur myéline; pas de dégénération granulo-graisseuse des tubes, pas de corps granuleux.

Ainsi donc, en résumé, il existe une atrophie avec prolifération conjonctive des deux dernières paires lombaires au-dessous du ganglion; il n'existe pas trace d'atrophie au-dessus.

Les fibres musculaires des muscles du mollet paraissent avoir en grande partie perdu leur striation.

Dans le foie, surtout à la surface, se voient de petits noyaux de carcinome; il n'en existe pas dans le poumon.

On trouve de plus une infiltration cancéreuse de la peau, du tissu sous-cutané et des muscles à la partie interne du bras gauche.

Les autres organes ne présentent rien de particulier.

Les tumeurs malignes primitives, de beaucoup les plus rares, puisque nous n'avons pu en trouver que sept à huit cas, se rencontrent à tout âge, contrairement à l'opinion de W. Hammond (1) ; elles sont le plus souvent généralisées à tout le système osseux, tout en affectant une certaine prédilection pour les os des cavités splanchniques , l'axe cranio-vertébral en particulier.

(1) W. Hammond. Traité des maladies du syst. nerveux. Traduction de M. Labadie-Lagrave. Paris, 1878. Chapitre : Cancer de la colonne vertébrale.

L'atrophie musculaire dans cette variété est plus fréquente que dans les tumeurs secondaires, bien qu'elle puisse également faire défaut, témoin le cas rapporté par Hawkins (1).

D'après la lecture de nos observations, on voit que l'atrophie musculaire n'est qu'un phénomène secondaire précédé d'une période vague pendant laquelle tout diagnostic précis est impossible.

Quand l'atrophie survient, le diagnostic est encore difficile, sauf quand on voit apparaître, comme dans une de nos observations, des tumeurs appréciables à la vue ou au toucher. Nous divisons la marche de l'affection en trois périodes :

1° Période vague, d'anéantissement, de prostration.

2° Période d'atrophie, de parésie.

3° Période de marasme, de cachexie, pendant ou avant laquelle peuvent apparaître des tumeurs appréciables, superficielles.

Première période. — Nos trois malades ne présentaient rien de particulier dans leurs antécédents personnels ou héréditaires; ils ont été pris au milieu d'un état de santé florissant : l'un d'eux accusait un traumatisme comme étant cause de sa maladie; on pensait à une intoxication pour le second, mais il est facile de voir que dans aucun cas il n'était possible d'expliquer la raison de l'état bizarre qu'on observait. Ce qui frappe, c'est la rapidité avec laquelle nos malades ont perdu

(1) Archives de médecine, 1842.

leurs forces et ont été prostrés. Du jour où le mal apparaît, tout travail devient impossible, une faiblesse générale, un anéantissement complet, une apathie progressive rendent le moindre effort trop pénible. Cet anéantissement ne cessera pas du reste de s'accentuer jusqu'à la mort.

En dehors de cet état commun à tous nos malades, chez l'un (obs. III) sont survenus des phénomènes nerveux des plus étranges, simulant, à s'y méprendre, des crises d'hystérie convulsive, qui n'ont disparu qu'au moment où l'atrophie musculaire avait déjà fait de notables progrès ; un autre (obs. IV) se plaignait de violentes douleurs irradiées dans les jambes, plus violentes au niveau de quelques jointures, rappelant assez bien les symptômes qu'on a décrits sous le nom de paraplégie douloureuse. A part l'anéantissement complet, le malade de l'observation II n'éprouvait aucune douleur, ne se plaignait pas ; quand on l'interrogeait il répondait qu'il ne souffrait pas et n'avait jamais souffert ; il était faible, fatigué, voilà tout.

Si nous ajoutons que tous nos malades étaient très anémiés, pâles, cachectiques, on aura un résumé assez exact des phénomènes observés durant cette première période.

On voit qu'il était fort hasardé de vouloir porter un diagnostic raisonné ; énumérer les maladies auxquelles on songea, suffira pour montrer quelle en était la difficulté : L'intoxication tabagique, l'anémie pernicieuse, la tuberculose aiguë, la leucocythémie, l'hystérie convulsive, etc., furent tour à tour mises en avant et bientôt rejetées. L'absence de modifications notables de la sensibilité, l'affaiblissement très marqué des réflexes tendineux, la disparition de l'excitation génésique contribuaient encore à rendre l'interprétation des symptômes qu'on observait beaucoup plus difficile.

Cette première période dura de un à deux mois, puis survint la lésion qui nous intéresse plus spécialement : l'atrophie musculaire.

Deuxième période. — Chez le malade de l'observation III, l'atrophie a débuté par les muscles de l'éminence thénar du côté droit pour se généraliser rapidement ; dans l'observation IV les membres inférieurs ont été pris les premiers, mais presque simultanément le reste du système musculaire a été envahi ; l'extension de l'atrophie n'est pas, malgré tout, mathématiquement progressive, certains groupes musculaires sont plus profondément touchés et répondent d'autant moins aux excitations électriques. Notre malade de l'observation II n'a été vu que lorsque l'atrophie avait envahi la totalité du système musculaire, mais il était manifeste que l'amaigrissement était beaucoup plus prononcé à gauche qu'à droite. D'une manière générale, nous avons remarqué que l'atrophie semblait débuter par les extrémités, où elle était pour le moins plus accentuée. La marche rapide de l'amyotrophie a été notée dans toutes les observations comme un phénomène remarquable et constant : au bout de quinze jours à un mois, tous les muscles, y compris ceux de la face, avaient subi la dégérescence ; dans un cas, on a constaté une légère atrophie de la langue.

L'atrophie était arrivée à un degré tel que nous ne pouvons mieux comparer nos malades qu'aux types extrêmes d'atrophie musculaire qu'on a rapportés, après cinq à six ans ou plus de développement de la maladie de Duchenne de Boulogne. Le sujet de l'observation II était littéralement décharné, les saillies osseuses, d'ailleurs fort développées, formaient des reliefs considérables : l'atrophie des avant-bras était telle que les mains restaient pendantes comme dans la paralysie saturnine ; les espaces intercostaux étaient enfoncés, les côtes formaient des arcs saillants que ne paraissaient plus recouvrir les muscles périthoraciques.

Nous croyons devoir insister vivement sur l'absence de paralysie à proprement parler : l'atrophie est réellement primitive, la faiblesse extrême et la parésie considérable qu'on a notées n'en étant que la simple conséquence.

Nous avons observé avec soin le malade de l'obs. II, et nous avons pu constater que jusqu'au dernier jour il n'y eut pas de paralysie ; le patient a toujours pu remuer ses membres dans la limite que permettait l'atrophie excessive de ses muscles ; c'était pour lui un travail considérable, au-dessus même de ses forces dans les derniers jours, que de prendre un verre de tisane sur sa table de nuit, mais il esquissait le mouvement, l'énergie musculaire seule empêchant l'accomplissement de l'acte ; il y avait, si l'on veut, une parésie poussée à la dernière limite, mais non pas paralysie.

Le sens musculaire ne disparaît pas : les malades exécutent les mouvements qu'on leur commande sans jamais se tromper. Quand ils peuvent encore se traîner, à aucun moment on ne constate d'ataxie de la marche. Ce phénomène et l'absence de paralysie n'avaient point échappé à M.Tripier qui les signale dans sa thèse : « Dans la majorité des cas, pas de désordre appréciable de la conscience musculaire.

« La motilité est diversement troublée : au début, les malades marchent encore, quoique difficilement, à cause des douleurs ; plus tard, ils ne quittent le lit que par nécessité, de peur de tomber ; c'est qu'aux douleurs s'est ajoutée la faiblesse musculaire. Si personne ne les soutient, ils se traînent péniblement, prenant un point d'appui sur les objets environnants ; il semble qu'un poids soit attaché à chaque pied qu'ils détachent péniblement du sol. A une époque plus avancée, la marche et la station deviennent tout à fait impossibles.

« On constate alors un amaigrissement notable et une faiblesse extrême ; c'est à ce moment que peuvent survenir la paralysie des sphincters et les eschares. » Tripier a ici en vue les troubles qui surviennent dans les cancers localisés à la colonne lombaire ; nous ne devons point nous étonner de trouver quelques très légères différences avec nos observations.

L'absence de paralysie primitive étant admise, et nous croyons avoir démontré la réalité du fait, nous aurons plus tard à chercher autre part que dans l'impotence fonctionnelle la cause de l'atrophie, puisque c'est cette dernière qui se développe la première. Nous ne voulons cependant pas affirmer que fatalement il ne surviendra jamais de paralysie, bien au contraire ; la nature de la lésion primitive, la marche extensive du sarcome peuvent faire admettre, *a priori* et avec raison, qu'il arrivera fréquemment que, les nerfs étant entièrement détruits, il en résultera fatalement une paralysie complète à laquelle fera place l'atrophie musculaire commençante. Dans une de nos observations (obs. III), nous rapportons un cas de paralysie faciale qui ne reconnaît point d'autre cause que celle-là ; dans l'obs. IV, il semble qu'il y ait eu une véritable paraplégie, mais les détails ne sont pas assez précis pour permettre d'affirmer le fait.

Jamais il n'est survenu de contractures, probablement à cause de l'intégrité de la moelle.

Nous ne décrirons pas tous les troubles fonctionnels qui peuvent résulter de l'atrophie que nous venons d'étudier, ce sont ceux de la maladie de Duchenne dans les cas extrêmes : les malades couchés sur le dos sont de véritables paralytiques, incapables de faire un effort un peu énergique, à cause de la parésie et de la faiblesse musculaires; il faut les asseoir dans leur lit, les faire manger. La gêne respiratoire de plus en plus accentuée est en rapport avec le degré d'atrophie des muscles thoraciques.

Les réflexes tendineux avaient notablement diminué durant la première période ; ils font actuellement totalement défaut. L'excitabilité électro-musculaire a disparu.

L'intelligence n'a jamais subi la moindre altération ; à part une apathie profonde qui s'explique assez bien du reste par l'état d'anéantissement où se trouve presque subitement plongé le patient, nous n'avons rien à noter. Le malade aux attaques de nerfs jouissait de toutes ses facultés psychiques et se rendait parfaitement compte de sa position.

L'état de la sensibilité a varié suivant les cas ; nous avons déjà dit que le malade de l'observation IV avait présenté du côté du segment inférieur du corps l'ensemble des douleurs que le professeur Charcot a proposé de désigner sous le nom de paraplégie douloureuse ; celui de l'observation III, en dehors des attaques hystériformes déjà signalées au début, s'est plaint durant tout le cours de sa maladie, de douleurs vagues qu'il n'a jamais pu localiser d'une manière précise ; enfin le malade de l'observation II, chose remarquable, n'a jamais accusé la moindre souffrance. Nous avons cherché à nous rendre compte de l'état de la sensibilité du tégument cutané au toucher, au pincer. etc., nous n'avons rien constaté d'anormal ; quand nous interrogions le patient, il répondait invariablement qu'il ne souffrait pas et n'avait jamais souffert.

Les voies digestives ont fonctionné assez régulièrement jusqu'à l'apparition de flux diarrhéiques qui dans les derniers jours ont contribué dans deux cas à hâter la mort.

La miction sauf dans un cas a été normale.

Le sens génésique a toujours disparu de très bonne heure.

Troisième période. — Durant cette période qui n'offre rien de particulier, tous les symptômes que nous avons

énumérés précédemment n'ont cessé de s'accentuer ;
l'atrophie musculaire principalement est allée se pronon-
çant de plus en plus jusqu'à la mort.

C'est à ce moment que, dans l'observation III, l'apparition d'un certain nombre de tumeurs du côté du crâne
est venue singulièrement éclairer le diagnostic. M. Jaccoud dans ce cas n'a pas hésité à déclarer que l'atrophie
musculaire devait être produite par la présence de tumeurs
analogues au niveau de la colonne vertébrale, comprimant vraisemblablement les racines antérieures des nerfs
rachidiens. Dans l'observation IV, bien que le fait n'ait
pas été signalé pendant la vie, on constata à l'autopsie
plusieurs tumeurs, faisant légèrement saillie sur la voûte
du crâne, qu'on aurait pu sentir plus tôt au toucher, si
l'attention eut été dirigée de ce côté. Dans l'observation II,
des tumeurs analogues s'étaient bien développées au crâne,
mais à la face interne seulement. Quoi qu'il en soit, on
voit que l'apparition dans des cas semblables, de tumeurs
au niveau de la tête ou en un autre point (clavicule,
comme dans l'obs. II), pourra donner au diagnostic une
quasi-certitude.

Un des malades a succombé par suite des progrès de
la cachexie, les deux autres sont morts asphyxiés littéralement comme cela arrive parfois dans l'atrophie musculaire progressive, alors que les muscles respirateurs
sont complètement atrophiés. Le malade de l'observation II a été emporté par une très légère bronchite ; une
dyspnée violente, avec enfoncement des espaces intercostaux à chaque inspiration, qu'il était impossible de
rapporter à l'état des poumons, ce que du reste a con-

firmé l'autopsie, ne pouvait s'expliquer que par l'insuf-
fisance de fonctionnement du système des muscles respirateurs. Le malade de l'observation III est mort également
ment d'asphyxie en présentant des phénomènes de
paralysie labio-glosso-laryngée.

On a déjà pu voir que la variété d'atrophie que nous
venons de décrire, présentait de nombreux points de
contact avec l'atrophie musculaire progressive, à part la
marche rapide ; la manière dont est survenue la mort
dans deux cas, ne fait que rendre plus grande encore cette
ressemblance.

ANATOMIE PATHOLOGIQUE

PHYSIOLOGIE PATHOLOGIQUE

Nous examinerons successivement les lésions de la colonne vertébrale, de la moelle, des nerfs, des muscles.

Dans toutes les observations où on a noté l'atrophie musculaire, toujours on a constaté, à l'autopsie, que les tumeurs comprimaient les nerfs ou leurs racines anté-rieures au niveau des trous de conjugaison ; jamais la compression de la moelle n'a amené d'atrophie.

Les ostéo-sarcomes qui avaient, par leur localisation, produit les troubles trophiques que nous avons étudiés, étaient des sarcomes périostiques envahissant fort peu, relativement, l'épaisseur des corps vertébraux ; ils étaient limités aux corps des vertèbres et aux apophyses trans-verses sans atteindre les lames vertébrales et les apophy-ses épineuses. Jamais le néoplasme n'a fait saillie dans le canal rachidien. Les trous de conjugaison étaient pres-que tous rétrécis, affaissés.

L'examen macroscopique de la moelle n'a pas dans nos cas permis de remarquer la moindre altération. Dans l'observation II où l'examen histologique a été fait très complètement, le résultat a été négatif.

Les nerfs étaient un peu déformés, aplatis dans les trous de conjugaison ; quelques-uns étaient englobés par

des tumeurs ganglionnaires ou ostéo-périostiques au niveau du bassin et des espaces intercostaux ; nous avons
été surpris que, à l'œil nu, ils ne semblassent en rien
altérés ; leur coloration et leur volume étaient normaux,
le néoplasme ne les avait point détruits, point envahis ;
on pouvait facilement les séparer de ces tumeurs avec
lesquelles ils ne faisaient point corps. L'examen histologique des racines nerveuses n'a pas été fait ; celui des
nerfs a démontré que leurs lésions étaient identiquement
les mêmes que celles qui ont été rapportées par les physiologistes, le professeur Vulpian entre autres, après la
compression et la section expérimentales des nerfs. Le
cylindre-axe avait disparu dans la plupart des filets nerveux, c'était la lésion la plus appréciable dans les tubes
nerveux qui semblaient être le moins altérés ; la myéline
segmentée contenait parfois de nombreuses gouttelettes
graisseuses, dans quelques tubes elle avait disparu de
telle sorte que la gaine de Schwann, revenue sur elle-
même, semblait n'être qu'un simple filament. En un mot,
la plupart des tubes nerveux étaient en voie d'atrophie.
Le tissu conjonctif était le siège d'une prolifération remarquable. Cette hyperplasie conjonctive explique pour-
quoi, malgré l'atrophie considérable des tubes nerveux,
le diamètre des nerfs n'avait pas sensiblement diminué.
Vulpian note très explicitement ce phénomène dans
ses recherches relatives à l'influence des lésions traumatiques des nerfs sur les propriétés physiologiques et la
structure des muscles : « En étudiant les nerfs altérés
dans ces conditions on voit que leur diamètre peut ou
augmenter ou diminuer ou rester à peu près tel qu'il était

auparavant, ce dont on s'assure par la comparaison de ces nerfs avec les nerfs correspondants de l'autre moitié du corps ; même lorsque les nerfs ont subi une légère diminution de diamètre le tissu connectif, qui sépare les divers faisceaux du nerf les uns des autres, s'hypertrophie. »

Les muscles n'ont été examinés que dans l'observation II. Nous rapportons la description qu'en a faite notre collègue et ami M. Chantemesse : Les muscles examinés en différents points par dissociation montrent les lésions suivantes : d'une façon générale la plupart des fibres sont altérées ; il en existe cependant dans chaque préparation quelques-unes qui, par tous leurs caractères, peuvent être considérées comme normales.

Le degré de lésion varie suivant les fibres. Le plus grand nombre présente seulement une striation moins apparente, une accumulation de fines granulations réfringentes disposées longitudinalement dans le sens de la striation fibrillaire et des noyaux plus fréquents. Sur d'autres, la striation transversale devient de moins en moins reconnaissable, en même temps que les granulations et les noyaux dont le grand axe est dirigé transversalement augmentent de nombre. Enfin, il est des fibres très diminuées de volume, dont le diamètre ne dépasse pas le quart du diamètre normal, qui contiennent beaucoup de noyaux, quelques granulations et çà et là quelques vestiges de striation.

PHYSIOLOGIE PATHOLOGIQUE.

Les troubles trophiques, l'atrophie musculaire notamment, ont longuement arrêté l'attention des physiologistes qui se sont occupés des affections des nerfs et des lésions qui en dépendent ; chacun a tenu à apporter quelques faits nouveaux qui pussent contribuer à éclairer ce coin intéressant du vaste champ de la physiologie nerveuse. On tàcha d'interpréter des faits que jusque-là on s'était contenté d'enregistrer. Des médecins, Cruveilhier, Duchenne de Boulogne, etc,, avaient déjà localisé dans les cornes antérieures de la moelle le centre trophique de la nutrition musculaire ; les physiologistes n'eurent qu'à se laisser guider et à se demander :

1° Si la moelle était l'unique centre trophique des muscles.

2° Quel rôle pouvaient jouer les nerfs dans leur nutrition et la nutrition des tissus en général ?

Existait-il des nerfs particuliers, nerfs trophiques en un mot qu'on pouvait démontrer, ou bien les nerfs moteurs ou mixtes étaient-ils de simples conducteurs ne jouant aucun rôle par eux-mêmes en dehors de la transmission de l'influx trophique qu'ils recevaient du centre encéphalo-médullaire.

Samuel (1), dans un ouvrage qui fit grand bruit à son apparition, a décrit, en 1860, des nerfs trophiques se rendant à chaque organe, chargés de présider, pour ainsi

(1) Samuel. Die trophischen nerven. Leipzig, 1860.

dire, à leur nutrition : de l'altération de ces nerfs résultaient des troubles trophiques qu'il était dès lors facile d'interpréter et d'expliquer. On sait malheureusement que ce que Samuel admettait comme une réalité n'est qu'une chimère, une simple hypothèse ; jamais aucun auteur n'a pu constater après lui ce qu'il avait avancé. Les nerfs trophiques ont vécu, nous n'en parlons que pour mémoire.

On a voulu expliquer l'apparition des troubles trophiques par la lésion des fibres vaso-motrices émanées du grand sympathique, qu'on considérait, par cela même, comme étant le véritable centre nerveux trophique. Cette hypothèse, fort séduisante de prime abord, tombe rapidement devant les faits : la section du grand sympathique cervical, telle que la pratiquait Claude Bernard, n'a jamais amené d'atrophie faciale ; quel que soit le point où un nerf ait été détruit, l'atrophie est toujours la même, et cependant, par l'intermédiaire des vaisseaux, le bout périphérique reçoit d'autant plus de vaso-moteurs qu'il est sectionné plus près de son point d'émergence.

L'inertie qu'on a invoquée également comme cause d'atrophie n'a jamais produit une atrophie musculaire prononcée ; il suffit d'avoir observé un hémiplégique pour savoir que l'amaigrissement est très lent à se produire.

On est donc amené à admettre que l'influx trophique des centres nerveux se transmet par l'intermédiaire des fibres sensitives, motrices ou excito-motrices ; c'est là l'opinion le plus généralement admise, celle de Weir Mitchell, Vulpian, Erb, etc. D'après cette théorie, quand on interrompra les communications d'un muscle avec la moelle, autrement dit quand on supprimera son nerf, tout influx trophique cessant de lui arriver, il devra fatalement s'atrophier. C'est en effet ce qui se produit comme nous le dit Weir Mitchell (1) : « Quand tous les cordons nerveux d'un membre ont été détruits, le membre subit une atrophie remarquable, les muscles s'atrophient, etc. Quand la lésion est plus limitée, l'atrophie musculaire est proportionnée au nombre de fibres atteintes. »

Le passage suivant du professeur Vulpian (2) résume bien la question telle qu'il l'entend avec Weir Mitchell, Erb, etc. « On peut donc conclure, sans pouvoir toutefois le prouver aussi nettement que pour les nerfs, que l'atrophie musculaire, produite par la lésion des nerfs, ne dépend pas étroitement de l'inertie fonctionnelle des muscles en relation avec ces organes. C'est donc à la suppression d'une autre influence exercée à l'état normal par les centres nerveux sur les nerfs et sur les muscles, qu'il faut attribuer les altérations atrophiques qui se développent dans ces organes, losqu'ils sont séparés de ces centres. Quelle est cette influence? Il est impossible de s'en faire une idée bien nette, dans l'état actuel de nos connaissances, et l'on est obligé de se contenter par une dénomination particulière.

Le mot trophique, déjà employé par Waller, nous paraît suffisant. Nous admettons donc que les centres nerveux exercent sur les tissus et en particulier sur les nerfs

(1) Weir. Mitchell Des lésions des nerfs et de leurs conséquences. Trad. par M. Dastre, avec une préface du professeur Vulpian. Paris, 1874, p. 165.

(2) Préface de Weir Mitchell, p. 30.

et les muscles une influence trophique, et que c'est l'affaiblissement ou l'abolition de cette influence qui détermine les altérations atrophiques des nerfs et des muscles lorsque les relations de ces organes avec les centres sont rompues ou simplement diminuées. Mais, pour nous, cette influence ne s'exerce pas par l'intermédiaire de fibres nerveuses distinctes trophiques constituant les nerfs trophiques de M. Samuel. »

Comme on peut en juger par cette citation, M. Vulpian ne fait jouer aux nerfs qu'un simple rôle conducteur, ce qui est du reste démontré pour lui par ce fait que la section d'un nerf amène une atrophie rapide.

Cette opinion est loin d'être admise par tous ; plusieurs physiologistes pensent en effet que lorsqu'il survient de l'atrophie musculaire à la suite de lésions nerveuses, l'irritation, l'inflammation jouent un rôle très important : « La science, nous dit M. Brown-Séquard (1) abonde en faits, montraut que la section complète d'un nerf n'est pas suivie d'autres altérations de nutrition qu'une atrophie assez lente à se produire dans toutes les parties paralysées .... Les expériences sur les animaux montrent aussi la même absence d'altération de nutrition après la section des nerfs des membres .... Si on compare les effets de la compression à ceux de la section, on voit qu'ils en diffèrent beaucoup. »

Brown-Séquard insiste encore plus loin ; d'après lui les troubles trophiques sont dus à l'irritation des nerfs ; pour les faire cesser, il suffit de couper les nerfs irrités.

(1) Brown-Séquard. Journal de physiologie, 1859.

« Il faut donc distinguer les effets de l'irritation de la
moelle épinière et des nerfs de ceux de la paralysie ou
simple cessation d'action de ces parties ; en d'autres ter-
mes, il faut distinguer les effets de l'action morbide de
ceux de l'absence d'action. »

Nous voici en présence de deux opinions bien tran-
chées : l'une admettant que les nerfs sont de simples conducteurs, l'axe encéphalo-médullaire devant seul être
considéré comme centre trophique, l'autre au contraire,
attachant une importance prépondérante à l'irritation
nerveuse et reléguant en partie du même coup au second plan l'action des centres nerveux.

Nous n'avons point trouvé dans notre observation II
de lésions médullaires ; il est probable qu'il devait en
être de même dans les autres observations, mais nous ne
pouvons rien affirmer, l'examen histologique n'ayant
point été fait. Les nerfs seuls étaient altérés, et la lésion
relevait manifestement de l'irritation produite par la
compression qu'avaient exercée les masses sarcomateuses
soit au niveau des trous de conjugaison, soit sur le trajet des nerfs. Tout influx nerveux entre les muscles et la
moelle n'ayant pas été supprimé entièrement puisque,
comme nous l'avons fait remarquer à plusieurs reprises, il
n'existait pas de paralysie à proprement parler, et l'atrophie musculaire ayant suivi malgré cela une marche
aussi rapide qu'on peut l'imaginer, nous sommes conduits
à admettre avec M. Brown-Séquard, contrairement à
l'opinion de M. Vulpian, que l'irritation des nerfs doit
jouer un rôle marqué dans les troubles trophiques musculaires et qu'il faut penser que ces organes exercent

plus qu'un simple rôle conducteur. Par ce fait même, on ne doit pas considérer l'axe encéphalo-médullaire, les cornes antérieures de la moelle en particulier, comme le siège unique des centres trophiques musculaires. Les partisans des centres trophiques encéphalo-médullaires pourraient expliquer l'atrophie en admettant une action réflexe : le nerf irrité réagirait sur le centre trophique qui, à son tour, imprimerait des modifications trophiques aux muscles. Devant l'intégrité de l'axe médullaire, on ne peut faire dans ce sens que des hypothèses.

DIAGNOSTIC.

Il nous paraît difficile de pouvoir au début porter un diagnostic raisonné de la lésion que nous venons de décrire, à part le cas où, ayant eu à observer un sarcome primitivement localisé et tangible, on serait en droit de craindre sa généralisation. Il serait, après tout, inutile et fastidieux de vouloir faire le diagnostic avec la granulie, la leucocythémie, l'intoxication tabagique, l'hystérie convulsive, etc., sous prétexte que ces différentes maladies ont pu être soupçonnées chez nos malades. Le diagnostic ne pourra guère être porté avec certitude que du moment où apparaîtront, en des points faciles à explorer, des tumeurs ostéo-périostiques.

A la période atrophique, de beaucoup la plus intéressante, on devra, comme nous allons le faire, passer en revue les différentes affections qui s'accompagnent d'une amyotrophie plus ou moins généralisée, analogue à celle que nous avons décrite.

Nous examinerons d'abord les amyotrophies d'origine centrale : L'atrophie musculaire progressive, la paralysie atrophique de l'enfance, la paralysie spinale aiguë de l'adulte, la myélite centrale, la paralysie ascendante aiguë de Landry; puis celles d'origine périphérique : l'atrophie nerveuse progressive et la névrite parenchymateuse spontanée généralisée. En terminant, nous dirons quelques mots de certaines amyotrophies d'origine toxique, l'amyotrophie saturnine et l'atrophie qu'on voit parfois survenir après la diphthérie.

L'atrophie musculaire progressive ne pourrait être confondue qu'en faisant un examen tout à fait superficiel, sans interrogatoire du malade ; il faut des années dans cette maladie pour atteindre le degré extrême d'atrophie que nous avons vu se développer en quelques jours chez nos malades. Ceci nous dispense d'énumérer les nombreuses différences qu'on pourrait sans utilité rappeler.

La paralysie infantile se développe à une période de la vie où nous n'avons pas rencontré l'affection que nous venons d'observer ; Hawkins, cependant, ayant rapporté un cas de sarcome généralisé analogue aux nôtres chez un enfant de 4 ans, on ne devra pas *a priori* admettre que l'ostéo-sarcome se développe seulement chez l'adulte.

On peut voir survenir à un âge plus avancé, très rarement il est vrai, une affection de la moelle identiquement semblable à l'atrophie infantile, nous avons nommé la paralysie spinale aiguë de l'adulte. Cette affection, comme la paralysie de l'enfance, se caractérise d'abord par de la fièvre, puis rapidement survient une paralysie, quelquefois généralisée, qui rétrocède ensuite plus ou moins vite, tout en persistant dans quelques groupes musculaires, voire même un ou plusieurs membres qui s'atrophient rapidement. Ici, comme chez l'enfant, la marche diffère totalement de ce que nous avons observé.

La myélite centrale revêt un type aigu et un type chronique ; c'est l'affection de la moelle, qui présente le plus de ressemblance avec notre variété d'atrophie, cliniquement parlant. Dans la forme aiguë, la contractilité électro-musculaire est fréquemment abolie ou du moins affaiblie ; les muscles s'atrophient, les mouvements réflexes diminuent ou disparaissent entièrement. Ce qui contribuera le plus à faciliter le diagnostic, c'est la non généralisation de la lésion et ·l'apparition très précoce de la paralysie.

La forme chronique se différencie plus facilement, la lésion mettant longtemps à se développer et toujours la paralysie précédant l'atrophie.

La paralysie ascendante aiguë, décrite pour la première fois par Landry, peut s'étendre rapidement et être bientôt généralisée, mais elle s'accompagne de fièvre et, phénomène capital, elle est ascendante ; débutant constamment par les pieds, elle gagne la cuisse, le tronc, les membres supérieurs, la langue, le larynx.

Il est inutile de parler de la maladie de Duménil, de Rouen, qui est vraisemblablement identique à la paralysie ascendante aiguë.

M. le professeur Jaccoud (1) a donné le nom d'atrophie nerveuse progressive à une affection qui, cliniquement, s'est caractérisée par des atrophies musculaires très étendues, produites par la présence dans les méninges de petites plaques de pachyméningite qui comprimaient les racines antérieures. Dans une leçon clinique, faite au début de cette année. M. Jaccoud a

(1) Leçons de clinique médicale faites à l'hôpital de la Charité, 1867.

considéré notre observation III comme un nouvel exemple d'atrophie nerveuse progressive. Cette appellation nous paraît, dans un cas comme dans l'autre, mal choisie ; nous pensons qu'il est inutile de classer, comme maladie propre ou plutôt comme affection du système nerveux, une lésion secondaire purement contingente ; c'est une variété d'atrophie remarquable, il est vrai, mais qu'on doit mettre dans le cadre des amyotrophies d'origine périphérique. Cliniquement notre atrophie ressemble identiquement à l'atrophie nerveuse progressive ; il ne serait possible de porter un diagnostic différentiel que du jour où on verrait apparaître des tumeurs en un point quelconque, au crâne par exemple.

Sous le nom de névrite parenchymateuse généralisée spontanée, avec trois observations à l'appui : une personnelle, une de M. Lancereaux, une de MM. Desnos et Pierret, M. Joffroy (1) a décrit une affection caractérisée histologiquement par l'altération de tous les nerfs avec intégrité de la moelle, cliniquement par une atrophie musculaire généralisée s'accompagnant ou non de douleurs, comme dans nos observations, si bien que nous cherchons en vain comment on pourrait arriver à faire un diagnostic. Tous les malades de M. Joffroy étaient tuberculeux, il est vrai, mais ce n'était là probablement qu'une coïncidence.

On a encore signalé des amyotrophies généralisées consécutives à la diphthérie et à l'intoxication saturnine ; nous croyons qu'il est inutile d'insister sur ces

(1) Alix Joffroy. Archives de physiologie, 1879, p. 173.

points, la connaissance de la maladie antérieure dans un cas, la profession le plus souvent dans l'autre pouvant, en dehors de nombreux signes différentiels faciles à trouver, permettre de porter aisément le diagnostic.

OBSERVATION II.

Sarcome ostéo-périostique des cavités splanchniques. Atrophie musculaire généralisée à marche rapide.

Guitton, 63 ans, journalier, entre le 28 janvier 1884 à l'hôpital de la Pitié, salle Rayer, lit n° 40, dans le service de M. le professeur Brouardel.

Les parents sont morts âgés : la mère avait 70 ans, le père 75 ; le malade a toujours lui-même été bien portant, jamais il n'est entré à l'hôpital. Il n'a pas eu la syphilis, il affirme n'avoir jamais fait d'excès alcooliques ; il ne fume pas.

Au mois d'octobre dernier, cet individu reçut sur la clavicule gauche une lourde échelle qui le renversa ; il put cependant se relever, mais à la suite de cet accident il ressentit de vives douleurs pendant plusieurs jours et ne put reprendre son travail. Un médecin fut appelé à ce moment et songea à une fracture de la clavicule.

A partir de ce jour, bien que l'impotence n'ait jamais été complète et que la douleur n'ait pas tardé à disparaître, tout travail est devenu impossible. Les forces ont graduellement diminué, les membres ont maigri et la faiblesse est arrivée à un degré tel que la moindre marche fatigue extraordinairement cet homme jadis plein de force et de courage.

Malgré cette apathie progressive, cette faiblesse croissante, rien ne pouvait donner l'explication de cet état bizarre ; on en était réduit à constater sans rien pouvoir expliquer. Au niveau de la prétendue fracture de la clavicule, le malade a remarqué que, depuis un mois environ, se développe lentement la grosseur qui existe actuellement et dont nous reparlerons.

Jamais il n'est survenu la plus petite douleur; le malade est anéanti, fatigué, mais il ne se plaint pas et n'a à aucun moment ressenti la moindre souffrance.

En examinant ce malade nous fûmes frappé, de prime abord, de l'amaigrissement considérable, de l'atrophie extrême qui avaient envahi tout le système musculaire; à une charpente osseuse, athlétique, nettement dessinée, s'insèrent des muscles flasques, grêles, chétifs, atrophiés; les saillies osseuses forment des reliefs considérables, notamment au niveau des membres, principalement aux mains qui paraissent décharnées.

Quoique généralisée, l'atrophie est beaucoup plus marquée à gauche qu'à droite; de ce côté les muscles de la main, ceux de l'éminence thénar et les interosseux surtout, sont aussi atrophiés que dans les cas les plus avancés de la maladie de Duchenne (de Boulogne). Les muscles de l'avant-bras, également très atrophiés, sont incapables de faire mouvoir la main avec quelque force; le tonus musculaire est même trop faible pour maintenir la main dans sa situation normale; le poignet est pendant comme dans la paralysie saturnine, il existe une véritable main de polichinelle.

Les muscles du bras ne sont pas plus épargnés. L'atrophie a également une prédominance marquée au membre inférieur gauche.

A part cette différence sensible, dans toute une moitié du corps, aucun groupe musculaire n'est plus particulièrement atteint.

Les pectoraux, les muscles du thorax et du dos sont très amaigris; la face a aussi subi l'atrophie qui a frappé d'une manière presque régulière tout le système musculaire.

Quand on dit au malade de faire mouvoir ses mains et ses bras, il le fait bien, il n'existe pas la moindre paralysie; mais les mouvements sont pénibles, laborieux, incomplets; la main serre faiblement, c'est à grand'peine qu'on fait transporter un pot de tisane de la table de nuit au lit, et après cet effort immense pour le patient, il retombe affaissé, anéanti, comme s'il venait d'accomplir un travail considérable. La marche est possible, mais difficile ; la jambe gauche plus affaiblie est soulevée avec peine.

Quand le malade est couché, il exécute tous les mouvements, au tant que le lui permet le degré d'atrophie ; il n'existe pas la moindre ataxie.

Les muscles ne répondent plus à l'électricité.

La sensibilité paraît normale ; en piquant ou pinçant on provoque d'assez vives douleurs; il n'existe pas de zones d'anesthésie.

Les réflexes ont totalement disparu aux membres inférieurs et aux membres supérieurs.

Il n'existe pas de douleurs spontanées, le malade ne souffre pas et n'a jamais souffert. Il est très apathique, très déprimé, se laisse examiner comme une masse inerte, mais son facies n'exprime pas la douleur, il ne se plaint que si on le pique ou le pince.

La langue n'offre rien de particulier ; elle a conservé son volume normal, elle exécute bien tous les mouvements.

L'ouïe est normale. La vision n'est nullement affaiblie. Les autres organes des sens sont également sains. L'examen méthodique du cœur et des poumons ne permet que de constater que ces organes fonctionnent régulièrement; le pouls est seulement un peu rapide, ce qui s'explique assez bien du reste par le degré d'anémie, de cachexie où se trouve le malade. L'examen du sang n'a pas été fait

L'appétit est conservé, le tube digestif fonctionne régulièrement, la rate n'est pas volumineuse.

Les ganglions de l'aine, de l'aisselle, du cou, ne sont pas hypertrophiés. Pas d'incontinence d'urine. Le sens génésique a entièrement disparu. La parole est facile, mais la respiration est un peu pénible, et quand on fait parler le malade un peu longtemps, il se fatigue assez rapidement.

Au niveau de la partie moyenne de la clavicule gauche, existe une tumeur du volume d'une noix, assez dure, arrondie, indolente ou peu douloureuse, faisant corps avec l'os sur lequel elle s'insère, indépendante de la peau et du tissu cellulaire sous-cutané.

Comme on le voit par cet exposé, il était difficile de préciser un diagnostic : songer à un cal volumineux de la clavicule était faire une première erreur ; penser à 'une myélite à forme insolite ayant succédé au traumatisme violent qui avait porté sur la clavicule était également une interprétation erronée.

Et cependant, rien dans nos classiques ne pouvait cadrer avec l'histoire que nous avons rapportée ; la maladie de Duchenne a une marche tout autre ; la maladie qu'on a vu exceptionnellement survenir chez l'adulte et qui rappelle assez bien la paralysie atrophique de l'enfance ne ressemble pas davantage à notre cas.

Le champ était libre aux hypothèses.

Le 10 février, l'affaiblissement a augmenté d'une manière extraordinaire. Le patient était venu à pied à l'hôpital, il est descendu au jardin en se trainant, les premiers jours ; mais depuis quarante-huit heures, la marche est impossible, les membres inférieurs sont trop faibles pour lui permettre de se tenir debout, il reste couché sur le dos, incapable de changer de position ; le boire et le manger sont même pour lui des actes trop pénibles, il lui faut une personne pour lui donner ses aliments.

Malgré cela, le malade ne se plaint pas, n'accuse aucune douleur, il se sent faible, anéanti, voilà tout. L'intelligence ne paraît pas touchée. La température est toujours normale, les fonctions de la vie végétative s'accomplissent régulièrement.

L'auscultation ne révèle rien de particulier, et cependant le malade tousse depuis cette nuit.

Le 14 février, l'émaciation, si c'est encore possible, semble s'être accentuée. La faiblesse est aussi très marquée, la toux continue ; depuis le 10, il est survenu une dypsnée intense, menaçante, nullement en rapport avec les quelques ronchus qui existent dans la poitrine ; il est vrai que l'expectoration est impossible, le malade n'en a pas la force, ses muscles respirateurs sont tellement atrophiés que le moindre effort amène de véritables accès de suffocation.

La tuméfaction de la clavicule ne s'est pas sensiblement modifiée.

Le 16. La dypsnée n'a cessé de progresser, le malade meurt littéralement asphyxié, comme cela se voit dans les cas extrêmes, à la période ultime de l'atrophie musculaire progressive, alors que les muscles respirateurs, le diaphragme en particulier, ont subi le dernier degré d'atrophie.

Autopsie. — La clavicule gauche est surmontée par une masse dure, résistante, du volume d'une petite noix, de couleur gris blanchâtre à la coupe, donnant un peu de suc au raclage ; ce tissu paraît être de nature sarcomateuse. Le sternum et les cartilages costaux enlevés, on voit que les côtes sont doublées presque partout, à leur surface interne, entre elles et la surface pariétale, par une couche de tissu gris, semi-transparent, épais, résistant, ayant tout à fait l'aspect du sarcome.

Le cœur est gros, l'aorte suffisante, bien qu'on ait observé une série d'irrégularités un peu dures par le toucher digital au niveau des valvules sigmoïdes. La valvule mitrale est également suffisante. L'aorte ouverte, étalée, présente un élargissement très notable au niveau des valvules sigmoïdes, sa circonférence en ce point est de 10 centimètres. Des plaques d'athérome assez épaisses, lisses, opaques à leur partie centrale, se présentent en grand nombre à la partie inférieure de l'aorte ; au niveau de la crosse s'en trouvent d'autres plus anciennes, exulcérées. Deux des valvules sigmoïdes de l'aorte présentent à leur base d'implantation des aiguilles calcaires qui les sous-tendent. La valvule mitrale présente aussi des épaississements dans son bord libre ; sa circonférence étalée est de 12 à 13 centimètres. Rien au cœur droit.

La surface de la plèvre, très adhérente à droite au poumon, est des deux côtés tapissée de nodules saillants. Ces nodosités, dont le volume est tantôt celui d'une lentille et plus, tantôt celui d'un grain de millet, sont saillantes, grises, dures, demi-transparentes, quelquefois étalées, affectant un rapport excessivement net avec les vaisseaux de la surface, sur lesquels elles sont en certains points comme à cheval ; les branches vasculaires qui les unissent sont infiltrées, plus épaisses, plus blanches qu'à l'état normal ; quelques-uns des nodules se prolongent dans le parenchyme pulmonaire. Le poumon est généralement congestionné.

La plupart des côtes laissent voir à l'examen, soit extérieurement sous les muscles pectoraux, soit du côté des plèvres, suivant leur trajet soulevant la plèvre pariétale, des nodosités énormes, mollasses, un peu bosselées à leur surface qui, à la coupe, présentent un tissu grisâtre tout à fait analogue à celui précédemment décrit et donnent un peu de suc trouble au raclage ; les stries qu'elles présentent sont perpendiculaires à la surface même de l'os. La partie profonde de ces tumeurs est très vascularisée. La lésion arrive jusqu'aux cartilages costaux. Les cartilages de la trachée, en partie ossifiés, ne sont pas dégénérés.

Tout le long de la colonne vertébrale, on trouve des masses sarcomateuses infiltrant les corps vertébraux et faisant par places des saillies considérables vers la face antérieure des vertèbres. Après ouverture du canal médullaire, on remarque que les lames vertébrales ne sont point envahies par le néoplasme, le canal n'est en aucun point rétréci ou dévié, partout il a son calibre normal; il n'existe pas la moindre saillie.

La moelle, de consistance ferme, ne paraît pas malade.

L'encéphale ne présente aucune altération, il n'est pas comprimé.

Les nerfs ont sensiblement leur volume normal.

La cavité du petit bassin paraît être tout d'abord rétrécie par des masses dures qui en diminuent l'étendue d'avant en arrière ; en effet, lorsqu'on a enlevé les viscères, on reconnaît que la cavité est remplie en partie par des ganglions grisâtres ayant les caractères des masses observées plus haut, autour des os, tant à l'extérieur qu'à la coupe. Ces ganglions forment un paquet considérable entourant la cavité du petit bassin et tous les organes qui y sont contenus ; ils siègent tout autour des vaisseaux iliaques et de l'aorte abdominale.

Le nerf sciatique gauche est inclus et comprimé dans une de ces tumeurs. Ces masses se prolongent le long des os du bassin, de telle sorte que toute sa cavité en est doublée.

La vessie présente à sa surface plusieurs grosses bosselures, que forment en soulevant les parois vésicales une série de tumeurs sarcomateuses qui vont s'insérer à la face postérieure des os du pubis.

Lorsque les organes du petit bassin sont enlevés, c'est-à-dire le rectum et la vessie, on voit que les os sont partout bordés par du tissu sarcomateux. Malgré la déformation considérable de la vessie il n'est jamais survenu le moindre trouble de la miction ; la muqueuse du reste est saine.

Sur la calotte crânienne, à la face interne, on constate au niveau de la ligne médiane, entre le frontal et les pariétaux, une masse aplatie, arrondie, de la grandeur d'une pièce de deux francs, constituée par du tissu gris blanchâtre de même nature que celui précédemment décrit.

Les os des membres ne paraissent pas altérés, ils n'ont pas augmenté de volume, ils ont leur consistance habituelle, le périoste n'est pas épaissi ; il est vrai qu'on n'a pas pratiqué de coupes.

On cherche vainement un point de départ à ce sarcome généralisé : les testicules n'ont rien ; l'estomac, l'intestin, le foie sont sains ; la rate, un peu diffluente, est triple du volume normal ; il existe une petite rate supplémentaire, du volume d'une grosse amande, entièrement indépendante. Nous avons déjà dit que l'examen microscopique du sang n'avait pas été fait.

Examen histologique fait par M. Chantemesse, interne, médaille d'or des hôpitaux. — La moelle examinée en différents points des régions cervicale, dorsale et lombaire n'a laissé reconnaître aucune lésion, ni dans les cellules ganglionnaires de la substance grise, ni dans les faisceaux blancs.

Les nerfs, examinés trois heures après la mort, ont présenté des altérations très marquées analogues à celles décrites par M. le professeur Vulpian dans ses recherches relatives à l'influence des lésions traumatiques des nerfs sur les propriétés physiologiques et la structure des nerfs (*Archives de physiologie*, 1872) : disparition du cylindre-axe dans un grand nombre de fibres, segmentation de la myéline dans la plupart des tubes nerveux ; dans ceux où les lésions étaient plus avancées la myéline était remplacée par des gouttelettes graisseuses, ou même avait totalement disparu : la gaine revenant alors sur elle-même semblait n'être qu'un mince filet.

Le tissu conjonctif était hyperplasié.

Les altérations musculaires également très profondes portaient surtout sur les fibres musculaires.

Des muscles examinés en différents points par dissociation montrent les lésions suivantes : d'une façon générale la plupart des fibres sont altérées ; il en existe cependant dans chaque préparation quelques-unes qui par tous leurs caractères peuvent être considérées comme normales.

Le degré des lésions varie suivant les fibres. Le plus grand nombre présente seulement une striation moins apparente, une accumulation de fines granulations réfringentes disposées longitudinalement dans le sens de la striation fibrillaire et des noyaux plus fréquents. Sur d'autres la striation transversale devient de moins en moins reconnaissable, en même temps que les granulations et les noyaux dont le grand axe est dirigé transversalement augmentent de nombre. Enfin, il est des fibres très diminuées de volume, dont le diamètre ne dépasse pas le quart du diamètre normal, qui contiennent beaucoup de noyaux, quelques granulations et çà et là quelques vestiges de striation.

OBSERVATION III.

Sarcome périostique généralisé. Atrophie musculaire généralisée.
Observation de M. Brissaud, prise dans le service de M. le professeur Jaccoud. (Leçons de clinique médicale faites à l'hôpital de la Pitié, 1884.)

Étienne Fesal, 33 ans, ajusteur, entre à la Pitié, salle Jenner, au commencement d'octobre 1883. C'est un homme de très grande taille, un peu maigre, pâle, mais très bien musclé, très fort.

Il n'a jamais été malade ; il n'a pas fait d'excès de boisson ; il n'a jamais eu la syphilis ; il est marié et a trois enfants bien portants.

Il avoue qu'il a abusé du tabac, et le fait est qu'il fume et chique d'une façon tout à fait incroyable. Tous les jours « il brûle » un paquet de 50 centimes, sans compter les cigares. Ce renseignement a, momentanément, influencé le diagnostic.

Depuis quelques semaines cet homme a maigri ; il est devenu irascible ; il n'a plus d'ardeur au travail ; il éprouve comme une sorte de langueur permanente qui ne le quitte que pour faire place à une excitabilité vraiment féminine. Alors il ne peut tenir en place, il va et vient, sent qu'il est sous le coup d'une attaque de nerfs, et effectivement, au bout de peu de temps, une crise éclate. Cette crise, qui n'a pas d'aura proprement dite, en dehors des sensations prémonitoires qui viennent d'être signalées, a lieu généralement le soir. Le malade, presque toujours s'est couché, au dernier moment il prend ses précautions pour ne pas être surpris par les mouvements convulsifs ; il s'étend sur son lit et attend en geignant que l'accès se déclare. Soudain il se renverse en arrière, comme une femme hystérique, le ventre proéminent, les talons fortement appuyés, la tête dans l'extension forcée, les bras allongés, les poings fermés ; après ce premier spasme qui dure quelques secondes, il se détend, puis est pris de mouvements cloniques, jette la tête à droite et à gauche, pousse des cris, se livre à toutes les contorsions, et fait des grimaces où l'expression de la douleur domine.

Ainsi une première phase tonique, caractérisée par un grand spasme généralisé suivi de relâchement, puis une seconde phase, où des mouvements désordonnés, accompagnés de cris, alternent avec quelques spasmes semblables au premier, mais moins intenses, telle est la succession ordinaire des phénomènes généraux de la crise.

A la suite de cette crise, le malade est presque toujours en sueur, il est épuisé, il pleure et se cache, comme s'il était confus de ce qui vient de se passer. Cela dure environ une minute. D'ailleurs, il ne se mord pas la langue et ne perd jamais connaissance, au contraire, il se sent constamment présent, mais donne peu de renseignements sur les sensations qu'il a éprouvées au cours de l'accès.

Dans la même soirée peuvent se produire successivement deux ou trois attaques ; ce n'est pas toutefois l'habitude. D'autre part, les crises n'ont pas lieu tous les jours; il est rare cependant qu'elles ne se manifestent pas au moins de deux jours l'un.

Quand le malade entra à l'hôpital, on le fit surveiller; on se méfiait un peu de ces crises. Avant un septénaire, presque toutes les personnes du service avaient assisté aux attaques, et personne ne doutait de leur absolue sincérité. Le malade, pourtant, n'avait aucun autre symptôme imputable à l'hystérie : pas d'anesthésie, pas d'anorexie, pas de céphalée; la compression du testicule était sans influence sur l'évolution de l'accès. Celui-ci, une fois terminé, la torpeur s'empare du patient, et il retombe, pour vingt-quatre ou quarante-huit heures, dans cet état d'apathie, de langueur qui a marqué le début de sa maladie.

La pâleur de cet homme, l'affaiblissement qu'il prétend avoir éprouvé, invitent à rechercher si, aux phénomènes nerveux qui tiennent la première place dans l'état pathologique actuel, ne se sont pas associés les symptômes ordinaires de l'anémie ou de la chloro-anémie. Le cœur est ausculté avec soin, à plusieurs reprises; jamais on ne constate la moindre altération du rhythme, du volume, des bruits. L'auscultation des poumons réitérée avec la même insistance que l'auscultation du cœur, non seulement ne permet pas de soupçonner une lésion de l'appareil respiratoire, mais oblige à affirmer que le thorax est absolument sain.

Les fonctions digestives ne sont pas troublées; l'appétit a constamment diminué, mais il s'en faut que l'anorexie soit comparable à une anorexie hystérique.

La fonction urinaire est tout à fait normale; les urines ne sont ni rares, ni abondantes, ni trop claires, ni trop foncées; elles ne renferment ni albumine, ni sucre. La puissance génitale est restée intacte.

Au point de vue mental, le malade paraît irréprochable: il n'a jamais subi la moindre atteinte sous le rapport de l'intelligence ou du sentiment, et son état actuel est complètement satisfaisant.

L'embarras du diagnostic est extrême.

D'une part, en effet, on constate cette combinaison si commune d'une sorte d'affaiblissement général et progressif avec des phénomènes rigoureusement identiques à ceux de l'hystérie convulsive, et d'autre part, les conditions étiologiques qu'on a coutume de constater dans l'hystérie de l'homme font absolument défaut. Chez un pareil malade, homme déjà mûr, établi dans une situation sociale et intellectuelle des plus correctes, l'explosion de crises hystériques est de nature à déconcerter; mais l'anémie apparente et la langueur dont il se plaint surtout ne l'expliquent pas davantage. C'est alors qu'on incrimine le tabagisme, la seule cause qui ait pu donner lieu à cette sorte de névropathie toxique caractérisée par des alternatives de dépression et d'irritation spinales.

Un diagnostic aussi incertain est toujours discutable; mais la grande quantité de nicotine absorbée depuis des années par cet homme ne pouvait-elle pas avoir produit un effet de ce genre? L'examen du sang, à cette époque, n'a pas été fait.

Le 17 octobre, M. Jaccoud constate un phénomène nouveau. Les muscles de l'éminence thénar, du côté droit, sont notablement atrophiés. D'ailleurs, l'affaiblissement général du sujet n'a pas cessé de progresser. La station debout est devenue presque impossible, tant les jambes sont débiles; et, l'appétit diminuant de jour en jour, les signes extérieurs de l'anémie s'accusent davantage : pâleur des téguments, des conjonctives, des lèvres. Cependant le cœur fonctionne sans la moindre irrégularité, sans souffle de la base ou de la région cervicale. L'auscultation du poumon est toujours négative. Pas d'élévation thermique, pouls rapide.

En présence de ces manifestations cachectiques dont la raison organique ne se trahit pas, on renouvelle presque chaque jour l'examen méthodique de tous les viscères; les poumons sont incontestablement sains. S'agit-il là de l'anémie pernicieuse progressive suivie d'une lymphadénie, d'une maladie d'Addison, etc.? Or, de cette enquête incessamment renouvelée, et chaque fois avec tout le soin désirable, il résulte simplement que les ganglions inguinaux et axillaires sont peut-être un peu plus volumineux que de coutume, et on soupçonne une pseudo-leucémie. L'examen du sang, d'ailleurs, paraît corroborer cette hypothèse : la numération des globules montre qu'il existe 1 globule blanc pour 270 rouges, proportion assez ordinaire dans les cas de pseudo-leucémie. Cette numération est faite vers la mi-octobre.

Vers la même époque les attaques de nerfs se modifient : les spasmes diminuent d'intensité, l'agitation persiste seule avec les lamentations, les larmes et l'abattement consécutif.

La crise, chose bizarre, au premier abord, le malade la redoute davantage ; il prétend à la visite qu'il souffre beaucoup plus qu'avant ; mais quant à lui faire dire où siègent ces douleurs, c'est chose impossible.

Du 15 octobre au 1er novembre l'état général ne cesse d'empirer, et l'affaiblissement fait de tels progrès que le 1er novembre le malade reste couché, et cette fois pour ne plus se relever. Jusqu'à ce jour il a fait effort pour se tenir sur ses jambes, en s'appuyant aux montants de son lit. Désormais tout mouvement des membres inférieurs lui est impossible : il a comme des poids de 100 kilogrammes à la semelle de ses souliers.

Les membres inférieurs sont manifestement atrophiés ; non seulement les muscles de l'éminence thénar et les interosseux, mais aussi tous les fléchisseurs, tous les extenseurs antibrachiaux, et jusqu'aux muscles brachiaux proprement dits sont devenus minces et flasques, au point que le malade a grand'peine à porter un litre de tisane de sa table de nuit à la planche de son lit. Peu à peu ses bras deviennent si faibles qu'ils ne peuvent pas lui servir pour s'asseoir et se relever ; on est obligé de le lever et de le coucher comme un vrai paralytique.

Les réflexes sont très affaiblis, la sensibilité est émoussée.

A partir du mois de novembre les crises nerveuses vespérales disparaissent totalement, mais elles sont remplacées par des douleurs généralisées et dont le malade est toujours incapable de préciser le siège. Au plus fort de ces accès douloureux il s'agite dans son lit et se lamente ; si la surveillante lui demande : « Où souffrez-vous ? Où voulez-vous qu'on vous fasse votre piqûre ? » il répond : « N'importe où, je souffre de partout. » La piqûre de morphine le calme généralement et il s'endort ; mais quelquefois dans la nuit

on lui fait encore une injection, sinon il recommence ses gémisse-
ments et prive tous ses voisins de sommeil.

L'appétit a presque complètement disparu, mais le malade s'ef-
force de manger, car il est encore assez raisonnable, ne perd pas
courage, et dans les moments de répit que lui laisse la souffrance
lutte contre l'apathie et essaie de lire. Les douleurs, du reste, n'ont
lieu le plus souvent que le soir : elles ont complètement remplacé
l'attaque de nerfs et ne lui ressemblent plus.

Du 2 au 8 novembre est survenue une dysenterie bien caractérisée dans ses symptômes : ténesme, hémorrhagies, lavure de chair
dans les garde-robes, etc. Pendant ces six jours, pour la première
fois, le malade a eu de la fièvre : la température s'est momentanément élevée, le pouls s'est accéléré, mais bientôt tout est rentré
dans l'ordre, le pouls restant cependant très fréquent quoique ré-
gulier.

Le 15 décembre un phénomène nouveau et tout à fait inattendu
vient éclairer le diagnostic : à la face externe du crâne, du côté
droit, en avant et au-dessus de la fosse temporale, on remarque
une sorte de bosse dure, appliquée sur la voûte crânienne comme
un verre de montre. Cette bosse arrondie a les dimensions d'une
pièce de 5 francs ; elle n'est ni douloureuse, ni rouge, ni pulsatile.
Le malade ne s'est pas même aperçu de son existence, et certainement elle ne doit s'être formée que depuis peu de temps, quarante-
huit heures au plus, car l'examen quotidien fait avec soin jusqu'à
ce jour n'a pas encore appelé l'attention vers la région crânienne.
A cette époque les ganglions axillaires n'ont pas augmenté de volume, mais la proportion des globules blancs et rouges est encore
de 1/260, et il est permis de supposer, s'il s'agit d'une cachexie
lymphadénique, que la lésion osseuse est une altération myélo-
périostique de nature de celles qu'on voit quelquefois se produire
dans la diathèse lymphogène. Cela ne fait plus de doute, en tout
cas, que les douleurs et l'atrophie musculaire ne soient sous la dé-
pendance d'une affection de la moelle ou des racines rachidiennes,
secondaire à une compression ou à une irritation exercée sur ces
centres par des productions analogues à la tumeur crânienne.

Séné.   4

L'atrophie musculaire a fait en peu de temps des progrès très rapides. Les muscles des jambes et des cuisses se sont amoindris uniformément et ont perdu presque toute contractilité volontaire. Les membres supérieurs sont dans le même état.

Enfin, on a commencé à remarquer que les muscles de la face, même dans les moments de crises douloureuses, se contractent moins que par le passé. La bouche reste presque immobile, la langue est un peu empâtée, le malade semble parler du bout des lèvres et sa voix est légèrement voilée.

La situation invariable du malade est le décubitus dorsal; il n'a pas la force de faire le moindre mouvement : tout au plus peut-il, avec ses deux mains, tenir un journal au-dessus de sa tête; c'est l'effort maximum dont il est capable.

Ainsi l'aspect général de ce malheureux rappelle celui d'un sujet atteint d'atrophie musculaire progressive, y compris l'atrophie labio-glosso-laryngée, à cette différence près que les membres inférieurs sont affectés autant que les membres supérieurs et que chaque jour se produisent des crises douloureuses d'une intensité extrême.

Le 29 décembre, une diarrhée abondante se déclare et dure jusqu'au 2 janvier. Il n'y a pas à cette occasion d'élévation de température, mais le pouls reste fréquent.

Le 2 janvier, la diarrhée cesse, mais on constate un œdème léger des deux régions malléolaires. La cachexie fait des progrès rapides, favorisée par la difficulté de plus en plus grande de la mastication et de la déglutition. En effet, outre que le malade ne peut ingérer que peu d'aliments, il lui faut se livrer à un vrai travail pour les mâcher et les avaler. Le côté droit de la face et de la bouche est franchement paralysé ; le côté gauche n'est que parésié, la déviation des traits du visage est très-notable, mais seulement dans la moitié inférieure de la face ; le buccinateur droit est complètement flasque et le malade fume la pipe, quand il respire la bouche ouverte. Les aliments s'accumulent à droite entre ce muscle et la gencive beaucoup plus que du côté gauche. Et cependant la langue elle-même ne présente rien d'anormal, elle n'est ni atrophiée, ni déviée ; mais elle n'est tirée hors la bouche que très-peu et très-péniblement.

Quant à la voix, elle est devenue tout à fait voilée, quoique non dysphonique ; il faut s'approcher du malade pour entendre les paroles qu'il balbutie d'un ton uniforme ; il ne se fait entendre qu'au moment de ses crises douloureuses, quand il gémit, car il ne crie plus, et alors les lamentations sont bien affaiblies.

La bosse crânienne augmente de volume, et bientôt on en voit apparaître une seconde en arrière et en dehors de la première. Peu à peu ces deux saillies se fondent et déforment totalement la tête ; puis on assiste à une augmentation rapide du volume de l'apophyse mastoïde droite, qui, en quelques jours, prend de telles proportions que l'oreille est projetée en avant.

On remarque également une petite tubérosité résistante grosse comme un pois, située à l'extrémité de l'os propre du nez, du côté droit. Enfin il semble que les extrémités inférieures des deux fémurs et supérieures des tibias sont hypertrophiées, en tout cas cette hypertrophie est régulière, il ne s'est pas produit de saillies anormales ; et puis il est impossible que l'atrophie considérable des muscles péri-articulaires fasse ressortir davantage le volume de ces extrémités osseuses.

Le 9 janvier, le malade se plaint d'une douleur très intense dans la région du diaphragme, il peut à peine respirer à cause de cette douleur qui n'a pas de point maximum. Il est impossible d'ausculter le malade, car sa colonne vertébrale est comme soudée depuis quelque temps et on a renoncé à l'asseoir. Pour la première fois il localise ses douleurs. Parmi les douleurs générales qu'il éprouve, il en distingue deux encore plus violentes que les autres : une douleur violente le long du sciatique droit et une douleur térébrante dans les gencives. La surveillante, interrogée encore sur les douleurs que le malade lui accuse, répond que, d'une manière générale, il s'est plaint de souffrir à droite plus qu'à gauche ; mais à part cette légère différence, il n'y avait pas jusqu'à ce jour de localisation douloureuse bien marquée.

Les jours suivants, 12, 15, 17 janvier, la difficulté de respirer persiste, le pouls se maintient à 120. La température est normale.

Les douleurs ne se modifient plus. L'atrophie musculaire ne peut plus faire de progrès, car elle est arrivée au degré extrême, au moins dans les membres inférieurs, où tous les réflexes sont abolis. La sensibilité cutanée est encore très exagérée au frottement, très émoussée à la piqûre et au pincement. Les fonctions de la vessie et du rectum sont parfaitement régulières.

Le 20 janvier, apparaît une petite eschare au sacrum, on remarque en faisant le pansement qu'il existe vers l'articulation sacro-vertébrale, plus vers le côté gauche, une bosse ostéo-périostique de même consistance que celles du crâne, arrondie, grosse comme une orange, non douloureuse.

La respiration devient de plus en plus difficile et le malade succombe le 30 janvier.

A l'autopsie, on constate la présence d'un sarcome périostique médullaire du crâne et de la colonne vertébrale, exclusivement médullaire des condyles fémoraux et des extrémités tibiales supérieures.

Le sarcome vertébro-crânien occupe les corps vertébraux et la région antérieure de la colonne vertébrale, de même qu'il a envahi le diploé des pariétaux, du frontal et de la région externe de ces os.

Au niveau de l'articulation sacro-vertébrale, une masse sarcomateuse fait saillie au dehors et repousse la dernière vertèbre lombaire qui a subi un léger mouvement de rotation et est subluxée.

Il résulte de tout cet examen que l'axe cérébro-spinal proprement dit n'est pas comprimé. La région frontale de l'hémisphère droit, seule, a été légèrement déprimée par la production sarcomateuse qui en cet endroit du crâne a envahi la table interne de l'os; mais il n'existe pas trace d'adhérence des méninges avec le cerveau ou des méninges entre elles, malgré le développement assez considérable d'un foyer de pachyméningite sarcomateux dans la région des bosses.

Ainsi en résumé la compression des racines des nerfs rachidiens dans les trois régions, cervicale, dorsale et lombaire a produit une atrophie des territoires musculaires correspondants.

OBSERVATION IV (résumée).

Diathèse cancéreuse. — Cancer de la colonne vertébrale, du bassin, de l'estomac, du poumon, du foie, des plèvres et du péritoine. Par L. Genouville, interne des hôpitaux (Bulletins de la Société anatomique, 1857).

Homme de 18 ans, sans antécédents héréditaires, présentant des cicatrices d'écrouelles. Apparition de douleurs dans le ventre s'irradiant à l'ombilic, dans les premiers jours de janvier. Bientôt douleurs vives dans les jointures des genoux et de la hanche droite. La marche est impossible. Entrée à l'hôpital Saint-Antoine le 31 janvier 1857 (service de M. Bergeron).

L'état s'aggrave rapidement. Paraplégie au début de mars. Les jambes sont surtout le siège d'un amaigrissement très marqué. A gauche, les muscles ne se contractent plus sous l'influence de l'électricité. Du côté droit, il y a encore de faibles contractions qui cessent au bout de peu de jours. Analgésie. Les muscles de la cuisse s'atrophient vite et ne répondent plus à l'électricité. Analgésie des jambes.

Douleurs vives du côté des reins. On est obligé de sonder le malade. La respiration est exclusivement diaphragmatique.

Les grands pectoraux sont considérablement amaigris, ainsi que les muscles des membres supérieurs. Les espaces intercostaux sont très enfoncés. Intelligence parfaite. Organes des sens intacts.

5 mars. Vomissements continuels. Ballonnement notable du ventre. Constipation. La face a maigri considérablement.

Le 7. La face est très amaigrie.

Le 8. Mort.

Autopsie. — Des plaques cancéreuses rougeâtres, peu saillantes, ayant la grandeur d'une pièce de 20 centimes au moins, sont disséminées à la surface externe de la boîte crânienne. On trouve encore des noyaux disséminés sur tout le long de la colonne vertébrale, notamment au niveau des lombes, où les vertèbres sont ramollies, flexibles. Les lésions portent sur les corps vertébraux et les apophyses transverses. Rien dans le canal rachidien.

Lésions analogues des os du bassin, notamment au niveau des cavités cotyloïdes, et de quelques côtes.

Le pylore est rétréci par une masse néoplasique non ulcérée. Granulations cancéreuses dans le foie, le péritoine, les plèvres.

CONCLUSIONS.

1° Il existe une variété d'ostéo-sarcome périostique généralisé susceptible de produire, par sa localisation à l'axe cranio-vertébral, en comprimant la plupart des nerfs, une atrophie musculaire généralisée.

2° Cette atrophie musculaire est primitive, elle précède la paralysie quand celle-ci doit survenir ; elle est annoncée par la précoce abolition des réflexes tendineux et la diminution, puis la disparition de l'excitabilité électrique. Le phénomène dominant est la rapidité extrême avec laquelle elle se développe.

INDEX BIBLIOGRAPHIQUE

J.-B. BASTIEN et VULPIAN. — Mémoire sur la compression des nerfs. In Gaz. méd. de Paris, 1875, p. 794.

BABLON (E.). — Observation de paralysie ascendante aiguë. In Gaz. hebd., 1864, nᵘ 49.

BÉRARD. — Notes sur les accidents qui suivent la piqûre des nerfs. In Journal des Coun. méd. chir., 1846.

BROWN-SÉQUARD. — Remarks of some interesting effects of injuries of nerves. In Arch. of scientific and pract. medicine. New-York, 1873.

— Remarques sur le mode d'influence du système nerveux sur la nutrition. Journal de physiologie, 1859.

— Bulletins de la Société anatomique, 1877.

CALASTRI (L.). — Della paralisi del Landry o ascendante acuta. In Gaz. med. Hal. Lombard, 1874, n° 20.

CHARCOT. — Leçons sur les maladies du système nerveux. Paris, 1882.

DEBOVE. — Progrès médical, 1878, p. 856.

DUBREUILH. — De la névrite. Thèse de Montpellier, 1845.

— Recherches exp. sur l'inflammation des nerfs. In Clin. de Montpellier, 1845.

DUMÉNIL (de Rouen). — Gazette hebdomadaire, 1866.

DUCHENNE (de Boulogne). — Traité de l'électrisation localisée.

ERB (W.). — Pathol. und path. anatomie periph. paral. In Arch. f. klin. medicin, 1868.

EICHORST. — Neuritas acuta progressiva. In Arch. f. path. anat., V, phys., 1877.

GENOUVILLE. — Bulletins de la Société anatomique. 1857.

HAMMOND. — Traité des maladies du système nerveux. Trad. par Labadie-Lagrave. Paris, 1879.

HAWKINS. — Archives générales de médecine, 1842. Mémoire contenant quatre observations de cancer de la colonne vertébrale.

JACCOUD. — Atrophie nerveuse progressive. In Leçons de clinique médicale de la Charité, 1867.

— Leçons de clin. méd. de la Pitié, 1883-1884.

JOFFROY. — De la névrite parenchymateuse spontanée, généralisée ou partielle. Arch. de phys., 1879.

LANCEREAUX. — Atlas d'anatomie pathologique, obs. 286.

LANDOUZY. — De la sciatique et de l'atrophie musculaire qui peut la compliquer. In Arch. gén. de méd., avril et mai 1875.

LANDRY. — Note sur un cas de paralysie ascendante aiguë. Gazette hebdomadaire, 1859.

LÉPINE. — Obs. de cancer de la colonne vertébrale. Bulletins de la Société anat., 1867.

LETIÉVANT. — Traité des sections nerveuses, physiol., pathol., 1873.

LEYDEN. — Wirbelkrebs. Ann. de Charité. XI, 1863. Deux obs. de cancer de la colonne vertébrale.

LONGET. — Traité de physiologie.

MITCHELL (Weir). — Des lésions des nerfs et de leurs conséquences. Trad. par Dastre, avec préface du professeur Vulpian. Paris, 1874.

MOUGEOT (J.-B.-A.). — Recherches sur quelques troubles de nutrition consécutifs aux affections des nerfs. Thèse, 1867.

OLLIVIER (d'Angers). — Traité des maladies de la moelle.

PELLEGRINO LEVI. — Contribution à l'étude de la paralysie ascendante aiguë ou extenso-progressive aiguë. In Arch. gén., 1865.

RENDU. — Obs. cancer de la colonne vertébrale. Bulletins de la Société anatomique, 1870.

SAMUEL. — Die trophischen nerven. Leipzig, 1860.

TRIPIER. — Du cancer de la colonne vertébrale. Thèse, 1867.

VERMEIL. — Cancer de la colonne vertébrale. Bullet. Soc. anat., 1878.

VULPIAN. — Recherches relatives à l'influence des lésions traumatiques des nerfs sur les propriétés phys. et la structure des muscles. In Arch. phys., 1872.

— Influence de l'abolition des fonctions des nerfs. In Arch. phys., 1868-1869.

— Leçons sur les maladies du syst. nerveux, recueillies par Bourceret, p. 193.

— Préface de Weir Mitchell.

Paris. — A. PARENT, imprimeur de la Faculté de médecine, A. DAVY, successeur, 52, rue Madame et rue Monsieur-le-Prince, 14.

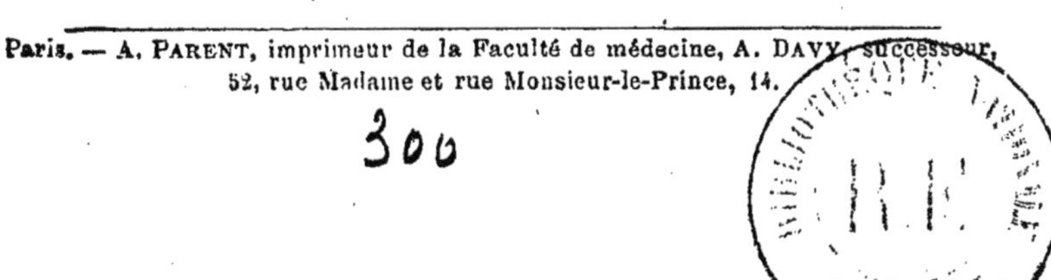